AF246202

SERVICE DE VACCINE

COMPTE RENDU GÉNÉRAL

*des opérations du Service depuis son organisation jusqu'en 1888
et statistique détaillée pour 1888*

PAR LE

Docteur J. BOYER

MÉDECIN CONSERVATEUR DU VACCIN

LYON

IMPRIMERIE LEON DELAROCHE & Cⁱᵉ

10, place de la Charité, 10

1889

SERVICE DE VACCINE

COMPTE RENDU GÉNÉRAL

DES OPÉRATIONS DU SERVICE

DEPUIS SON ORGANISATION JUSQU'EN 1888

ET STATISTIQUE DÉTAILLÉE POUR 1888

SERVICE DE VACCINE

*Compte rendu général des opérations du service depuis son
organisation jusqu'à 1888 inclusivement
et statistique détaillée pour 1888.*

I. — ETAT DE DÉLIVRANCE DU VACCIN

1º Lyon et le département du Rhône.

MOIS	LYON		RHONE	
	Nombre de plaques	Nombre de vaccinations	Nombre de plaques	Nombre de vaccinations
Janvier....................	89	3.120	11	240
Février...................	74	1.356	7	130
Mars.....	119	1.929	37	624
Avril.....................	221	2.658	62	987
Mai.......................	386	4.881	98	1.854
Juin......................	190	3.258	66	1.742
Juillet...................	82	1.223	18	319
Août	45	510	6	156
Septembre................	121	1.018	23	242
Octobre..................	113	1.617	17	160
Novembre................	70	945	17	321
Décembre	50	612	9	306
TOTAUX	1.560	23.127	371	7.081

2° **Hors du département du Rhône.**

NOMS des DÉPARTEMENTS	JANVIER		FÉVRIER		MARS		AVRIL		MAI		JUIN		JUILLET		AOÛT		SEPTEMBRE		OCTOBRE		NOVEMBRE		DÉCEMBRE		TOTAUX	
	Plaques	Vaccin.	Plaques	Vaccin.	Plaques	Vaccin.	Plaques	Vaccin.	Plaques	Vaccin.	Plaques	Vaccin.	Plaques	Vaccin.	Plaques	Vaccin.	Plaques	Vaccin.	Plaques	Vaccin.	Plaques	Vaccin.	Plaques	Vaccin.	Nombre de Plaques	Nombre de vaccinations
Ain	5	97	2	66	9	61	15	138	24	402	7	110	»	»	1	10	5	130	»	»	4	443	1	20	73	1477
Aisne	»	»	»	»	1	6	»	»	»	»	»	»	»	»	»	»	»	»	»	»	1	100	»	»	2	106
Algérie	4	210	6	290	5	240	5	240	»	»	»	»	»	»	4	600	4	520	5	280	16	1190	10	650	59	4220
Allier	»	»	»	»	»	»	»	»	1	20	»	»	»	»	»	»	1	50	1	80	2	30	2	160	7	340
Alpes (B^ses^.)	»	»	»	»	»	»	»	»	»	»	»	»	1	4	1	20	»	»	»	»	»	»	»	»	2	24
Alpes (H^tes^).	1	10	»	»	»	»	»	»	3	80	»	»	»	»	»	»	»	»	1	10	»	»	»	»	5	100
Alpes M^times^	1	4	»	»	»	»	1	6	»	»	»	»	»	»	»	»	»	»	»	»	1	2	1	10	4	22
Ardèche	1	5	2	60	1	3	4	40	4	60	1	50	1	20	1	20	»	»	2	66	3	234	»	»	20	558
Ardonnes	»	»	»	»	»	»	»	»	»	»	»	»	»	»	»	»	»	»	»	»	1	100	»	»	1	100
Aube	»	»	»	»	»	»	1	50	»	»	1	50	»	»	»	»	»	»	»	»	»	»	»	»	2	100
Aude	»	»	»	»	»	»	»	»	»	»	»	»	»	»	»	»	»	»	»	»	»	»	2	400	2	400
Aveyron	»	»	»	»	1	6	»	»	»	»	»	»	»	»	»	»	1	6	1	10	»	»	»	»	3	22
Bouches-du-Rhône	»	»	»	»	»	»	»	»	1	16	»	»	»	»	»	»	»	»	»	»	»	»	»	»	1	16
Calvados	»	»	»	»	»	»	3	72	»	»	»	»	»	»	»	»	1	100	»	»	»	»	»	»	4	172
Cantal	»	»	»	»	»	»	»	»	1	20	1	10	»	»	»	»	1	20	»	»	2	20	»	»	5	70
Cher	»	»	»	»	»	»	1	10	»	»	»	»	1	6	»	»	»	»	»	»	»	»	»	»	2	16
Côtes-d'Or	»	»	»	»	1	20	2	16	2	30	»	»	1	10	1	10	»	»	»	»	»	»	»	»	6	76
Côtes-du-Nord	»	»	»	»	»	»	»	»	»	»	1	10	2	16	»	»	»	»	»	»	»	»	»	»	2	20
Doubs	»	»	»	»	»	»	»	»	»	»	»	»	»	»	»	»	1	100	»	»	1	150	»	»	4	266
Drôme	4	90	7	261	7	136	11	210	11	271	4	195	3	35	4	95	5	175	2	60	2	106	2	20	62	1654
Gard	»	»	»	»	4	120	1	6	2	45	1	100	»	»	»	»	1	10	1	60	»	»	1	10	11	351
Garonne (Haute-)	»	»	»	»	»	»	»	»	»	»	»	»	»	»	»	»	1	6	1	5	»	»	»	»	2	11
Hérault	»	»	1	6	1	20	»	»	1	20	1	30	2	50	3	50	»	»	1	15	»	»	»	»	10	191
Ile-et-Vilaine	»	»	»	»	»	»	»	»	»	»	»	»	»	»	»	»	»	»	»	»	2	106	»	»	2	106
Isère	4	38	3	50	8	178	28	904	45	1253	18	540	5	170	1	2	9	480	5	66	15	717	24	350	165	4748
Jura	»	»	2	30	2	21	3	18	1	4	»	»	1	10	»	»	4	56	1	8	»	»	»	»	14	147
A reporter.	20	454	23	763	40	811	75	1710	96	2221	35	1095	17	321	16	807	34	1653	21	660	50	3.198	43	1620	470	15313

Hors du département du Rhône (suite)

NOMS des DÉPARTEMENTS	JANVIER		FÉVRIER		MARS		AVRIL		MAI		JUIN		JUILLET		AOUT		SEPTEMBRE		OCTOBRE		NOVEMBRE		DÉCEMBRE		TOTAUX	
	Plaques	Vaccin.	Plaques	Vaccin.	Plaques	Vaccin.	Plaques	Vaccin.	Plaques	Vaccin.	Plaques	Vaccin.	Plaques	Vaccin.	Plaques	Vaccin.	Plaques	Vaccin.	Plaques	Vaccin.	Plaques	Vaccin.	Plaques	Vaccin.	Nombre de Plaques	Nombre de vaccinations
Report...	20	454	23	763	40	811	75	1710	96	2221	35	1095	17	321	16	807	34	1653	21	660	50	3198	43	1620	470	15313
Landes	»	»	»	»	»	»	»	»	»	»	»	»	»	»	»	»	»	»	1	10	»	»	»	»	1	10
Loire......	7	272	8	95	14	202	20	497	10	361	6	168	3	60	2	30	2	35	1	10	2	16	1	100	76	1.846
Loire (H^te.).	»	»	»	»	1	10	»	»	8	106	4	100	2	33	»	»	»	»	»	»	»	»	1	10	16	261
Maine-et-Loire	»	»	»	»	»	»	»	»	»	»	»	»	»	»	»	»	»	»	1	50	2	12	»	»	3	62
Marne.....	»	»	»	»	1	10	»	»	»	»	»	»	»	»	»	»	»	»	»	»	»	»	»	»	1	10
Mayenne...	»	»	»	»	»	»	»	»	»	»	»	»	»	»	»	»	»	»	»	»	1	2	»	»	1	2
Meuse.....	»	»	»	»	1	20	»	»	»	»	»	»	»	»	»	»	»	»	»	»	2	130	»	»	3	150
Nord......	»	»	»	»	»	»	»	»	»	»	1	300	»	»	»	»	»	»	»	»	»	»	»	»	1	300
Oise......	»	»	»	»	»	»	»	»	»	»	1	100	4	400	»	»	»	»	»	»	»	»	»	»	5	500
Pas-de-Calais.	»	»	»	»	»	»	»	»	»	»	»	»	1	10	»	»	»	»	»	»	»	»	»	»	1	10
Puy-de-Dôme.	1	6	»	»	1	3	1	6	1	20	»	»	»	»	1	10	»	»	»	»	»	»	1	100	6	145
Pyrénées-Orientales	»	»	»	»	»	»	»	»	»	»	1	12	»	»	»	»	»	»	»	»	»	»	»	»	1	12
Saône (H^te.).	»	»	»	»	»	»	»	»	1	10	»	»	1	30	»	»	»	»	»	»	»	»	»	»	2	40
Saône-et-Loire	»	»	»	»	2	20	5	142	11	295	12	250	11	145	3	45	3	12	3	22	1	12	1	8	52	951
Savoie.....	»	»	»	»	2	10	»	»	4	76	4	210	»	»	»	»	2	28	»	»	»	»	»	»	12	324
Savoie (H^te.)	»	»	»	»	»	»	2	30	3	40	3	80	»	»	»	»	»	»	»	»	»	»	»	»	8	150
Seine, Paris et dép^t	2	20	»	»	»	»	»	»	1	20	2	54	»	»	»	»	1	50	»	»	»	»	»	»	6	144
Seine-Inférieure	1	12	»	»	»	»	»	»	»	»	»	»	»	»	»	»	»	»	»	»	»	»	»	»	1	12
Seine-et-Marne	»	»	»	»	»	»	»	»	»	»	»	»	»	»	»	»	»	»	1	10	»	»	»	»	1	10
Seine-et-Oise.	»	»	»	»	»	»	»	»	»	»	»	»	1	6	»	»	»	»	»	»	»	»	»	»	1	6
Somme	»	»	»	»	»	»	»	»	»	»	»	»	»	»	»	»	»	»	»	»	1	20	1	80	2	100
Tunis	»	»	»	»	»	»	2	150	»	»	»	»	»	»	»	»	»	»	1	10	2	100	»	»	5	260
Vaucluse...	»	»	»	»	»	»	»	»	2	45	»	»	»	»	»	»	1	30	»	»	»	»	»	»	3	75
Yonne.....	»	»	»	»	»	»	3	50	»	»	»	»	»	»	»	»	»	»	»	»	»	»	»	»	3	50
TOTAUX..	31	764	31	858	62	1.086	108	2.585	137	3.194	69	2.369	40	1.007	22	892	43	1.808	29	772	61	3.490	48	1.918	681	20.743

Les tableaux précédents donnent le total des délivrances faites
en 1888. — Sur ce total :

2,521 plaques pour 44,443 vaccinations ont été fournies à la **population
civile**.

91 plaques pour 6,508 vaccinations ont été délivrées à l'**armée**.

La distribution de ces dernières est consignée dans le tableau
ci-dessous :

Délivrance du Vaccin à l'Armée.

DÉSIGNATION DES CORPS ou HÔPITAUX	Nᵒˢ DES CORPS	NOMBRE de PLAQUES	NOMBRE de VACCINATIONS
Régiment de ligne...	23ᵉ, 30ᵉ, 40ᵉ, 52ᵉ, 72ᵉ, 73ᵉ, 75ᵉ, 99ᵉ, 128ᵉ, 133ᵉ, 138ᵉ, 147ᵉ, 158ᵉ	20	1.636
Chasseurs..........	2ᵉ, 6ᵉ, 10ᵉ, 12ᵉ.	4	210
Zouaves............	2ᵉ, 3ᵉ.	8	680
Spahis............	2ᵃ, 3ᵒ.	5	550
Chasseurs d'Afrique..	2ᵉ.	4	400
Cuirassiers..........	4ᵉ, 9ᵉ.	2	7
Artillerie	16ᵉ.	1	100
Artillerie de forteresˢᵉ	11ᵉ, 15ᵉ.	2	8
Hussards	3ᵉ, 8ᵉ.	2	43
Train	13ᵉ.	3	63
Tirailleurs..........	2ᵉ, 3ᵉ.	2	120
Infirmiers..........	13ᵉ section.	1	100
Hôpitaux..........	Lyon, Besançon, Algérie, etc.	34	2.441
Ambulances.........	Algérie, Tunisie.	3	150
Totaux........	38	91	6.508

RÉCAPITULATION

Le service municipal de vaccine pendant l'année 1888,
a fourni :

A la ville de Lyon	1.560 plaques pour	23.127 vaccinations.		
Au département du Rhône.	371	—	7.081	—
Aux autres départements..	681	—	20.743	—
Soit au total.........	2.612	—	50.951	—

Au cours des années précédentes, il avait délivré du vaccin :

En 1883 pour 3.782 vaccinations.
En 1884 — 27.629 —
En 1885 — 19.685 —
En 1886 — 44.095 —
En 1887 — 35.543 —

Ce qui fait au total, depuis le 1er janvier 1883 au 1er janvier 1889, 181.685 vaccinations *faites au dehors* avec le vaccin produit par l'Institut vaccinal : soit en moyenne 30.280 vaccinations extérieures par année.

II. — STATISTIQUE DES VACCINATIONS PRATIQUÉES A L'HÔTEL MUNICIPAL PENDANT L'ANNÉE 1888

MOIS	NOMBRE TOTAL des vaccinations et revaccinations	VACCINATIONS			REVACCINATIONS		
		Sujets représentés	Succès	Succès %	Sujets représentés	Succès	Succès %
Janvier........	48	19	17	89	5	1	20
Février........	49	16	16	100	19	3	16
Mars...... ...	44	20	20	100	2	»	»
Avril.........	152	81	79	97	7	2	28
Mai..........	1.638	844	841	99	44	10	23
Juin..........	392	189	186	98	13	2	15
Juillet....	79	23	23	100	11	3	27
Août..........	33	7	6	86	17	1	6
Septembre.....	149	61	61	100	33	7	21
Octobre........	80	28	28	100	9	1	11
Novembre	40	19	19	100	3	1	33
Décembre......	24	15	15	100	6	5	83
TOTAUX......	2.728	1.322	1311.	99	169	36	22

En regard de ces résultats, il est utile de placer les statistiques des années pécédentes qui peuvent se résumer très succinctement dans le tableau suivant:

ANNÉES	NOMBRE TOTAL des vaccinations et revaccinations	RÉSULTATS CONSTATÉS					
		VACCINATIONS			REVACCINATIONS		
		Sujets représentés	Succès	°/₀	Sujets représentés	Succès	°/₀
1883	1.245	442	386	87	504	200	39
1884	11.302	1.250	1.230	98	920	321	35
1885	4.450	700	685	98	2.175	980	45
1886	3.981	908	896	99	2.011	726	36
1887	2.394	944	921	98	645	246	38

Jusqu'à présent, l'Institut municipal de vaccine s'était contenté de publier chaque année, dans le *Recueil des documents administratifs* de la Ville, des tableaux résumés de ses opérations. Il importait, en effet, d'ajourner toute appréciation, et, avant de formuler un jugement et des conclusions, de laisser pendant quelque temps la parole aux chiffres. Il semble aujourd'hui que le moment soit favorable pour apprécier la situation actuelle de ce service, mesurer le chemin qu'il a parcouru et augurer peut-être de son avenir.

En effet, après une courte période de tâtonnements, malgré des oscillations inévitables commandées par la situation sanitaire de la région et le bon vouloir du public, on peut dire que ce service est maintenant en pleine possession de son organisation. Le nombre de ses opérations, les résultats de ses statistiques et la quantité de vaccin délivré par lui depuis ses débuts, démontrent qu'il est entré dans une voie de vulgarisation et d'expansion rapides, qu'il a su s'imposer à la confiance du public et du corps médical.

Basé sur la méthode des conserves vaccinales, dont les avantages seront exposés plus loin, il est le premier Institut de ce genre qui ait été créé en France, à l'instigation de M. le Dr Gailleton, maire de Lyon, par MM. Chambard et Leclerc.

A ce titre, il mérite d'autant mieux d'attirer l'attention que le système adopté par lui, après Milan et Bruxelles, s'est aujourd'hui généralisé dans presque tous les instituts vaccinogènes : Berlin, Kœnigsberg, Cassel, Dresde, Leipzig, Hambourg, Bamberg, Munich, Stuttgart, Darmstadt, Halle, Metz, Strasbourg, possèdent des instituts de l'Etat basés sur la même méthode, sans compter les instituts privés. « On ne vaccine plus en Allemagne de génisse à bras. » (Pissin, lettre au docteur Levraud, de Paris).

Des documents consignés dans les tableaux précédents se dégagent quelques considérations générales qui peuvent se grouper sous deux chefs principaux :

I. Résultats obtenus. — II. Méthode employée.

I. Résultats obtenus.

Les résultats d'une organisation de ce genre comportent quatre éléments d'appréciation, d'une valeur très inégale. Ce sont :

1° La marche de la variole ;

2° Le nombre des vaccinations faites dans le service ;

3° Le nombre et l'importance des demandes de vaccin auxquelles il a été répondu ;

4° Les qualités du vaccin, dont la valeur est mathématiquement établie par les statistiques.

1° Les deux premier éléments : marche de la variole et affluence du public aux séances de vaccination, sont de beaucoup les plus incertains, les plus variables ; leur valeur est difficile à fixer, et ce serait faire fausse route que de baser sur eux un jugement définitif. En effet, ils dépendent l'un et l'autre directement et absolument du public ; ils ont à compter avec son indifférence, sa négligence, ses préjugés et son ignorance.

En ce qui concerne la *revaccination,* la notion de sa nécessité échappe encore à l'immense majorité de la population. Malgré les appels de la presse médicale et politique, malgré les objurgations des sociétés savantes, malgré les avis officiels prodi-

gués par les administrations, le public se montre généralement
réfractaire à cette mesure, et on se heurte ici à une résistance
d'autant plus tenace qu'elle est moins raisonnée. A l'heure présente, le service municipal de Lyon constate journellement par
lui-même jusqu'à quel point cette indifférence et cette négligence
peuvent être poussées. La population lyonnaise, menacée par une
épidémie dont l'étendue et la gravité ont été grossies à dessein,
sollicitée de toutes manières par des avis réitérés de la munici-
palité, de la Commission permanente de vaccine, et des journaux
quotidiens, se contente de faire vacciner en masse tous les
enfants, comme elle en a l'habitude chaque année ; mais les
adultes, qui font cependant tous les frais de la petite épidémie
actuelle, refusent pour la plupart une nouvelle inoculation ; le
nombre des revaccinations faites par le service n'augmente que
dans des proportions insignifiantes et insuffisantes.

Ces précautions, d'ailleurs, seraient-elles prises en plus grand
nombre au cours d'une épidémie, cela ne suffirait pas. En effet,
l'immunité antivariolique créée par le vaccin, on le sait, est
temporaire. Elle peut s'éteindre quelques années après une inoculation positive et peu de temps après une revaccination néga-
tive. C'est dire que la revaccination, en dehors des époques
d'épidémie, devrait être pratiquée périodiquement, pour chaque
individu, tous les ans en cas d'insuccès, et tous les cinq ans en
cas de succès. A ces conditions, seulement, pourrait être réalisée
l'extinction complète de la variole. Scientifiquement donc, il est
démontré que, dans les conditions actuelles, tant que la revaccination ne sera pas entrée dans les mœurs comme la vaccination,
ou plutôt tant qu'elles n'auront pas été rendues l'une et l'autre
obligatoires, la disparition complète de la variole est à peu près
impossible. Aussi peut-on s'étonner à bon droit que des esprits
sérieux, parfaitement initiés aux choses de la vaccine, n'ignorant
rien des données scientifiques précédentes et des idées réfractaires du public, inclinent volontiers, pour les besoins d'une
opinion ou d'une polémique, à accuser telle méthode ou telle
organisation vaccinale d'une ville où la variole fait encore son
apparition. Mais, est-il besoin de l'affirmer ? la meilleure organisation du monde avec un vaccin aussi actif et aussi abondant
qu'on puisse le désirer, restera toujours impuissante à protéger
ceux qui ne se font pas vacciner.

Toutes ces réserves faites, l'histoire des épidémies de ces dernières années à Lyon, bien qu'elle ne se termine pas complètement à l'époque de la création du service actuel, n'en est pas moins instructive et encourageante.

« La variole, écrit M. le professeur Lacassagne, est une de nos principales affections épidémiques... la mortalité annuelle ne s'est jamais abaissée à O... Le chiffre annuel de la mortalité oscille de 30 à 50, en dehors des années éprouvées par des épidémies. Pendant ces dix dernières années, nous assistons à trois épidémies varioliques, séparées chacune par des accalmies de deux ans et demi de durée. La première commence en novembre 1875 pour cesser en mai 1877. La seconde débute en janvier 1880 pour finir en juin 1881 et la troisième, qui commence à s'accentuer en août 1883, finit en juillet 1884. »

Enfin, l'année 1888 a été marquée par une nouvelle épidémie qui, après une accalmie en novembre et décembre, s'est prolongée jusqu'aux premiers mois de 1889. Voici le tableau de la mortalité depuis 1875 :

En 1875	68	décès par variole.
1876	314	—
1877	112	—
1878	46	—
1879	19	—
1880	400	—
1881	297	—
1882	34	—
1883	96	—
1884	260	—
1885	6	—
1886	9	—
1887	9	—
1888	56	—
Janvier, février, mars 1889	47	—

A l'heure actuelle, ainsi que le constatent MM. Lyonnet et Levrat, dans la relation très complète qu'ils en ont donnée, « l'épidémie peut être considérée comme à peu près complètement terminée » *(Province médicale,* 30 mars 1889). Cette histoire pourra d'ailleurs être reprise et interprétée dans le rapport de 1889.

Si on prend les chiffres de la mortalité avant la création du service vaccinal, on peut avec M. Lacassagne les diviser en deux séries bien distinctes : 1º Ceux appartenant aux trois grandes poussées épidémiques et 2º ceux des périodes intercalaires.

Pendant la 1re épidémie (1875-76-77) le nombre total des décès = 494
    —   la 2e   —   (80-81)   —   —   = 697
    —   la 3e   —   (83-84)   —   —   = 356

Soit, pour les cinq années d'épidémie, une moyenne annuelle de 309 décès.

Dans les périodes ordinaires (1878-79-82), le nombre total des décès pour les trois années a été de 99, soit une moyenne annuelle de 33.

Après la création du service, ces chiffres sont modifiés du tout au tout. Les modifications se traduisent par les résultats suivants :

1º La mortalité des périodes ordinaires (1885, 1886, 1887) s'est abaissée à une moyenne annuelle de 8 décès au lieu de 33 ;

2º Il s'est produit une chute brusque de 260 décès à 6. Cette chute ne s'était jamais produite ;

3º La durée de cette période intercalaire a été considérablement augmentée ; au lieu de deux ans et demi, elle a atteint près de quatre ans ;

4º La durée de l'épidémie nouvelle a été sérieusement écourtée ; au lieu de se répartir sur deux et trois années, elle a été d'environ un an, avec une accalmie de deux mois ;

5º Le nombre des décès a été de 56 en 1888. Selon toute probabilité, il atteindra à peine ce chiffre en 1889.

Ce chiffre de 56 qu'on aurait voulu, ailleurs, retourner contre le service vaccinal est, au contraire, celui qui plaide le plus éloquemment en sa faveur. On voit, en effet, combien il s'éloigne de la mortalité moyenne des épidémies précédentes : 309, et combien il se rapproche de l'ancien chiffre des périodes extra-épidémique. (1).

(1) Suivant l'usage, les années ont été comptées par quantièmes et non par périodes de 12 mois. Les chiffres comparés entre eux sont, de ce fait, modifiés dans le même sens, ce qui ne change rien à la comparaison. Ainsi, la durée totale des trois grandes épidémies, répartie sur cinq années, a été, en réalité, de quatre ans, ce qui élèverait la moyenne annuelle de la mortalité, pour cette période, de 309 à 386 !

Ainsi donc, réduction de la mortalité épidémique de 309 à 56, et de la mortalité ordinaire de 33 à 8 ! Tels sont les deux résultats bruts qui ont suivi la création du service ; ils se passent de tout commentaire.

D'autre part, si le temps le permettait, il faudrait entrer dans les détails, faire une étude régionale et individuelle de l'épidémie qui s'éteint, analyser toutes les circonstances hygiéniques générales ou personnelles qui ont contribué à la propagation de l'épidémie.

Les foyers principaux, marqués par le *maxima* de la mortalité, occupent dans le VIᵉ et surtout le IIIᵉ arrondissement les zones excentriques, s'étendant des rues Cuvier, Masséna, Duquesne, de la Villette, Corne-de-Cerf, aux chemins des Culattes, des Cures, de Gerland, à la route de Vienne, en passant par les rues de Vendôme, Garibaldi, Moncey, de la Guillotière, Montesquieu, etc. Cette zone, à elle seule, figure dans les décès pour le chiffre de 34. Or, ces quartiers sont habités par la colonie italienne et la portion la plus pauvre de la population ouvrière ; c'est dire que la revaccination et même la vaccination n'y sont guère en honneur.

2ᵒ *Nombre des vaccinations faites par le Service.* — Ce deuxième élément ne comporte pas de grands développements. Comme il a été dit plus haut, il est soumis aux mêmes fluctuations, aux mêmes influences et aux mêmes résistances que le précédent.

Le chiffre des vaccinations faites dans le service, depuis sa création, s'élève à 26,101 opérations inscrites dans les tableaux précédents. De plus, pendant l'épidémie de 1884, des écoles, le lycée, des régiments et divers groupes sont venus se faire vacciner à l'Institut au nombre d'environ 20,000, sans être enregistrés, ce qui donne un chiffre total de *46,101.*

L'année 1884 fournit le chiffre de beaucoup le plus élevé ; c'est la période des débuts qui se sont faits en pleine éclosion épidémique. L'année 1889 s'annonce comme devant fournir un chiffre élevé. Les statistiques mensuelles établissent une prédominac e très marquée pour les mois d'avril et de mai.

Il sera intéressant, plus tard, de faire des comparaisons par quartiers et de rapprocher ces chiffres de ceux de la mortalité et de la morbidité. Le service possède tous les éléments de cette statistique régionale. Mais celle-ci n'aura de valeur réelle que si elle porte sur un certain nombre d'années et si elle se complète de l'état des vaccinations faites au dehors.

Le chiffre moyen annuel des vaccinations serait donc de *5220* (en ne tenant pas compte des 20,000 non inscrites).C'est un chiffre très satisfaisant. On pourrait croire, à première vue, que c'est là un résultat encore au-dessous de ce qu'on doit espérer. Mais l'objection n'a qu'une valeur apparente : elle est facilement réfutée par les considérations suivantes :

D'abord la gratuité des vaccinations, si elle attire un certain nombre de personnes, en écarte beaucoup d'autres. D'autre part, l'éloignement des quartiers populeux du point central où siège le service, la nécessité de transporter des enfants à des distances assez importantes et d'affronter les intempéries dont le climat lyonnais est si prodigue, l'usage et le préjugé populaires qui fixent au printemps l'époque des vaccinations et amènent ainsi, brusquement, dans les salles du service, un encombrement énorme, toutes ces raisons et beaucoup d'autres peuvent retenir une partie de la population qui trouve naturellement plus commode la vaccination à domicile. Celle-ci est d'autant mieux acceptée qu'elle est présentée par le médecin qui a la confiance de la famille.

Le public sait, d'autre part, que le service municipal met à la disposition des médecins de la ville et du dehors, toute la quantité de vaccin qui leur est nécessaire, et c'est plaisir de constater que les confrères en usent largement.

D'ailleurs, suivant toutes les probabilités, il est à présumer que le nombre des vaccinations intérieures n'augmentera pas sensiblement. Bien plus, une fois qu'il aura atteint un certain taux moyen, proportionnel à la masse indigente, il pourra osciller, en raison inverse des vaccinations faites au dehors. C'est là un résultat prévu et logique. Le rôle principal d'un institut vaccinogène n'est pas de faire par lui-même un grand nombre d'opérations. C'est une partie secondaire et accessoire de sa tâche. Il doit, au contraire, faciliter le plus possible les vaccinations faites au dehors. Si, en effet, cette facilité n'était pas largement donnée à tous les médecins, si le service faisait une centralisation à peu près exclusive, comme il arrive fatalement dans quelques instituts, ce serait la condition la plus défavorable à la propagation de la vaccine. Ce serait aller à l'encontre du but.

En effet, les véritables intérêts du public, comme ses idées et ses préférences, réclament une certaine décentralisation. Le vrai moyen de vulgariser la vaccine, c'est de la mettre entre les mains de tous, à la portée des intéressés, de répandre le vaccin libéralement, abondamment, d'opérer, en un mot, le plus possible par la main des autres, et d'associer ainsi à son œuvre de diffusion le plus grand nombre de collaborateurs. Les vaccinations faites directement par lui ne doivent être qu'un moyen de contrôler la valeur de son vaccin, de faciliter la vaccine aux indigents et de forcer la main au public en temps d'épidémie.

C'est dans cette voie que le service de Lyon a cru devoir s'engager. Il a aujourd'hui la satisfaction de constater que les résultats ainsi obtenus ont été décisifs.

3° Le nombre et l'importance de ses *délivrances de vaccins* ont suivi une progression croissante pour atteindre, en 1888, le chiffre de 2,612 plaques pour 50,951 vaccinations.

En 1883, il avait été délivré pour 3,782 vaccinations.
En 1884,   —   —   27,629   —
En 1885,   —   —   19,685   —
En 1886,   —   —   44,095   —
En 1887,   —   —   35,543   —

Il était intéressant d'établir la part des délivrances faites à Lyon, au département du Rhône et aux autres départements. Cet état a été fait pour l'année 1888. On voit par les tableaux précédents que la ville à elle seule a utilisé cette année une quantité de pulpe équivalant à 23,127 vaccinations. Il n'est pas douteux que c'est à peu près le chiffre total des vaccinations faites à Lyon, et on peut affirmer que tous les vaccinateurs de la ville, médecins et sage-femmes s'adressent au service et n'éprouvent plus le besoin de recueillir eux-mêmes du vaccin. Le département du Rhône dont la population est peu importante, en dehors de l'agglomération lyonnaise, figure pour 7,081 vaccinations. Les autres départements qui se sont adressés à l'Institut sont au nombre de *cinquante*.

Les départements limitrophes : l'Isère, la Loire, la Drôme, l'Ain sont naturellement de beaucoup les premiers sur cette liste, l'Algérie à elle seule figure pour 4,220 vaccinations. Ses demandes émanent en grande partie de l'armée. Quelques plaques ont été expédiées en Tunisie. Précédemment des envois ont été faits en Syrie, à la mission de Brazza, à Constantinople, à la légation de Chine, etc.

D'autres expéditions ont dû être faites dans des conditions exceptionnelles de rapidité et de quantité. Exemples : les villes de Marseille, Grenoble, Vienne dont les demandes ont été quotidiennes pendant plusieurs semaines, quelques-unes atteignant jusqu'à *mille* vaccinations par jour. Il en a été souvent de même pour différents corps d'armée ou régiments. Le fait se produit en ce moment pour l'armée territoriale.

Le service, sans avoir été préalablement avisé, a pu répondre dans les 24 heures à toutes ces demandes, malgré les quantités demandées et bien que ces demandes aient eu fréquemment l'inconvénient d'être faites simultanément.

La quantité totale de vaccin fourni hors du département du Rhône répond à 20,743 vaccinations.

Il est inutile d'insister sur l'éloquence de ces chiffres. Ils démontrent bien que l'Institut de Lyon est aujourd'hui connu au loin, qu'en quelques années il est devenu un véritable centre vaccinogène et que son vaccin est de plus en plus apprécié par le corps médical.

Les statistiques des opérations faites par le service lui-même expliquent, comme on va le voir, cette extension et cette vulgarisation rapides.

4° *Statistiques des vacinations.*

En 1883, les vacinations donnèrent seulement 87 °/₀ de succès. Ce fut la période des débuts et des recherches; suivant les errements d'une autre méthode on employa la lymphe animale, préparation la plus incertaine et la plus infidèle; elle démontra, comme elle l'avait fait entre les mains de Chauveau, qu'elle contient peu de principes actifs. Il fallut chercher autre chose. Dès que la pulpe fut exclusivement employée, les statistiques s'élevèvent à 99 %. C'est le chiffre de 1886 et de 1888. Actuellement, depuis trois mois, elles se maintiennent presque constamment à 100 %. C'est le maximum des résultats obtenus jusqu'à ce jour. Beaucoup de vaccinateurs ont des résultats au-dessous de 98 %. Un des rares adversaires des conserves vaccinales publiait récemment une statistique qu'il considère, avec raison, comme très favorable; elle atteignait 95 %. On verra que les partisans de cette même méthode ont obtenu à peu près partout des résultats semblables à ceux de Lyon. Ils ne peuvent être dépassés. On ne peut les maintenir invariablement, pour une longue période à 100 %. Il se rencontrera toujours des sujets réfractaires, porteurs d'une immunité congénitale ou acquise, conférée soit pendant la vie fœtale par la vaccination ou la variolisation de la mère, soit, après la naissance, par une vaccination faite en nourrice, restée ignorée de tout le monde, n'ayant laissé que des traces insignifiantes; ou bien par une vaccination *latente,* dont la possibilité est scientifiquement démontrée, ou enfin par une varioloïde méconnue.

On peut donc affirmer que des statistiques qui oscillent autour de 99 % de succès, réalisent le maximun des résultats possibles. Il faut, d'autre part rappeler, comme l'observation en a été faite ailleurs, que les statistiques ne portent que sur les sujets qui veulent bien consentir à se représenter. Or les personnes les plus empressées à revenir sont celles dont la vaccination n'a pas été suivie de succès; les autres ne voient pas la nécessité d'une nouvelle démarche, ou peuvent craindre d'être mises à contribution pour la cueillette du vaccin humain, bien que l'Institut y ait renoncé dès le début.

Les revaccinations ne peuvent entrer ici en ligne de compte. Leurs résultats consignés à titre de simple document sont trop variables. Ainsi en 1883, époque où le vaccin s'est montré le moins virulent en vaccinations, *les revaccinations ont donné 39 % de succès. En 1888, les revaccinations donnent 23 %, pendant que les vaccinations donnent 99 %.* Ces variations n'obéissent à aucune règle; elles résultent d'influences multiples ; aucune donnée, même approximative, ne peut dire quand et pourquoi la réceptivité est récupérée par un sujet antérieurement vacciné. Les observations faites dans le service, ne confirment pas la donnée qui voudrait rendre la durée de l'immunité proportionnelle à l'intensité de l'éruption vaccinale ; elles ne confirment pas davantage l'opinion inverse récemment soutenue, à savoir que des cicatrices vaccinales nombreuses, étendues, profondes, accusant une réceptivité plus grande, annoncent une immunité moins solide et plus prompte à s'éteindre. (Lalagade d'Albi). Il y aura lieu de revenir sur ces conclusions originales.

En tous cas et jusqu'à plus ample informé, les revacinations resteront sans valeur comme élément d'appréciation du vaccin inoculé. Seules les statistiques de la première inoculation constituent le véritable *critérium*. On a vu avec quelle netteté les chiffres précédents témoignent de la virulence *maxima* du vaccin conservé.

A ce sujet, une remarque importante a été faite dans le service. C'est que le vaccin a gardé intégralement sa virulence première, dans ses migrations successives d'une génisse à l'autre. La fixité du taux élevé des succès, pendant cinq années, démontre l'absence de toute atténuation physiologique. Seuls quelques faits d'atténuation accidentelles ont été observés ; ces atténuations accidentelles ont tenu, soit à l'inoculation d'un veau en mauvais état de santé, au passage du virus sur un terrain partiellement réfractaire, soit à quelque négligence de la part d'un employé sulbaterne, laissant, par exemple, séjourner la pulpe dans une température trop élevée, au lieu de la descendre à la cave.

Ces atténuations sont passagères, il est inutile de rappeler qu'elles n'ont rien de commun avec l'atténuation physiologique ; ce qui le prouve, c'est qu'un autre flacon de la même pulpe, ou d'une pulpe appartenant au *vaccinifère précédent* donnera sur un autre sujet des résultats magnifiques. Un exemple peut être fourni :

Le 10 février 1888, l'électuaire du veau n° 141, très actif, en conservation depuis 10 jours, est inoculé au n° 142. L'éruption au cinquième jour laisse à désirer ; les pustules sont petites et quelques-unes sont purulentes ; le vaccin se montre atténué sur l'enfant. Le veau suivant (143) est inoculé le 3 mars, dans deux régions distinctes et séparées ; 40 scarifications sont ensemencées avec l'électuaire 141 (ayant 31 jours de conservation) et 40 avec l'électuaire 142. Les unes et les autres donnent encore des pustules peu développées ; cependant, sur l'enfant, le vaccin se montre suffisamment actif. Enfin, les vaccinifères 144 et 145 sont inoculés le 21 mars, mi-partie avec l'électuaire 141 (50 jours de conservation), et 143 (au 14ᵉ jour) ; l'un et l'autre donnent une cueillette très abondante de croûtes et de lymphe très actives. Donc l'atténuation n'était qu'accidentelle. Le virus a pu se transmettre à une nouvelle série avec toute sa virulence première.

Malgré cette absence d'atténuation, le service ayant pu se procurer du horse-pox naturel (1), il s'agissait de savoir si ce vaccin, le plus actif de tous, étant inoculé à la génisse, exalterait la virulence du cowpox. Il n'en a rien été. L'activité de ce dernier n'a pas été renforcée. Ce résultat est d'ailleurs conforme aux prévisions, Chauveau ayant depuis longtemps démontré que le vaccin ne gagne rien à changer de terrain et à passer par des espèces différentes. C'est pour cela encore qu'on a pu ici conserver intacte la source du vaccin, sans recourir jamais à la rétro-vaccine.

Tels sont les faits.

Ces succès incontestables démontrent l'excellence de la méthode sur laquelle est basée le service.

II. — Méthode employée

Cette méthode, d'abord pratiquée à Bruxelles, à Milan et à Lyon, puis adoptée presque par tous les Instituts, repose sur l'emploi du *vaccin animal conservé*.

Les différents temps du fonctionnement de ce système sont les suivants : production du cowpox, sa conservation, son inoculation et sa délivrance au dehors. Il est parfaitement inutile d'insister ici sur ces différentes opérations. Les précautions

---

(1) Nous devons en remercier M. le professeur Galtier, de l'Ecole vétérinaire, qui nous l'a fourni.

qu'elles exigent ont été longuement énumérées ailleurs. Il suffira d'en donner un résumé très succinct.

Sujet choisi : veau robuste de 2 ou 3 mois, laissé au repos pendant vingt-quatre heures et soumis à un régime spécial. Paroi latérale de la poitrine tondue, savonnée à l'eau tiède et rasée ; inoculations en lignes parallèles intéressant toute l'épaisseur de l'épiderme ; nombre de scarifications variant de 50 à 150 suivant la taille du sujet. Cueillette commencée le cinquième jour ; après lavage soigné, pustules pincées à leur base par une forte pince de Péan ; raclage de toute la pustule ; lymphe et pustules enlevées ensemble et soumises à une première trituration après addition d'une égale quantité de glycérine neutre et d'eau distillée ; pulpe ainsi obtenue, déposée dans des godets qu'on bouche et qu'on laisse ensuite à la cave. Cette préparation conserve toute son activité pendant au moins 50 jours.

La pulpe, au moment de son emploi, est soumise à une trituration plus complète, avec addition d'un morceau de sucre, comme moyen mécanique de division, et d'une petite quantité de glycérine et de gomme adragante. L'électuaire ainsi rendu homogène est prêt pour l'inoculation et les expéditions. Celles-ci sont faites entre deux plaques creusées en capsule, dont les bords sont cachetés à la cire.

Les inoculations sont faites par *scarifications,* intéressant l'épaisseur de l'épiderme et mesurant 5 millimètres de longueur, dans une direction parallèle à l'axe du bras dont la peau est préalablement tendue. Il est bon que la plaie de la scarification se dessine en rouge sur la peau, mais le sang ne doit pas sortir sous forme de goutte.

L'installation et l'organisation occupent à l'entresol un local composé de plusieurs pièces ; salles d'attente, de vaccination, de dégagement ; au rez-de-chaussée une étable vaste et bien aérée, maintenue à une température de 20 degrés ; enfin une cave où est déposé le vaccin.

Le fonctionnement de ce système, il est très facile d'en juger, ne présente rien de complexe. La difficulté, si difficulté il y a, est toute dans l'observation attentive de tous les détails. Le succès est à ce prix ; l'oubli en apparence le plus insignifiant peut compromettre les résultats. Par contre une fois l'éducation faite, une fois les habitudes prises, dès que vétérinaire et médecin ont leur service dans la main, rien n'est plus simple et il semble que tout le mécanisme de cette organisation en soit venu à fonctionner automatiquement.

Donc la base de ce système, ce qui en fait la caractéristique, c'est la *conservation* du vaccin. La présence permanente d'un vaccinifère n'est plus nécessaire. La vaccination animale est ainsi complètement assimilée à la vaccination humaine.

Les avantages de ce procédé sont considérables. Grâce à lui, le service est muni toute l'année d'une grande quantité de pulpe; il peut en mettre *tous les jours* à la disposition des vaccinateurs de la ville, en expédier de grandes quantités au dehors, il est en un mot toujours prêt à combattre une épidémie ; c'est en somme un véritable centre vaccinogène. Il associe largement à son œuvre de vulgarisation tous les médecins de la ville et de la campagne ; il permet au public de choisir son jour et son vaccinateur. Les séances sont quotidiennes, son fonctionnement est permanent. Il emploie la partie de la pustule qui contient le principe actif, c'est ce qui lui permet d'obtenir des statistiques supérieures à celles de tous les autres systèmes. C'est ce qui lui permet d'entretenir sûrement la source du vaccin.

Si, pour des causes accidentelles, une culture échoue sur une génisse, la réserve du veau précédent permet immédiatement de créer un nouveau vaccinifère. Si cette deuxième tentative échouait encore (ce qui ne s'est pas encore produit ici) le service n'en serait pas davantage pris au dépourvu; les séances quotidiennes ne sont pas interrompues pour cela, la règle étant de ne pas dépenser la totalité du vaccin très actif en réserve, avant d'en avoir reproduit de même qualité.

Le vaccin cultivé est entièrement utilisé, au fur et à mesure des besoins, ce qui explique qu'avec 150 veaux seulement l'Institut lyonnais a pu assurer plus de 200,000 vaccinations.

Les frais spéciaux de transport des vaccinifères sont supprimés. Enfin la pulpe, par la force des choses, n'est jamais inoculée à l'enfant sans que l'autopsie de la génisse n'ait été faite. C'est une garantie de plus. La tuberculose est très rarement transmissible par cette voie, mais il suffit qu'il y ait une chance sur dix mille pour que la précaution de l'autopsie s'impose.

Si on fait la comparaison de cette méthode avec les autres, ses avantages n'en sont que plus évidents.

Le *vaccin humain*, comme quantité, est absolument insuffisant. Les vaccinations de bras à bras ou les cueillettes présentent des inconvénients et des difficultés très sérieuses; elles ne peuvent être faites que dans quelques milieux restreints, en petite quantité. Elles ne peuvent suffire à un service public, en présence de 50,000 vaccinations à assurer dans une année.

L'activité de ce vaccin est incontestable quoiqu'on ait dit de sa dégénérescence; mais cette activité n'est pas supérieure à celle du vaccin animal; la durée de l'immunité créée par ce dernier est aussi grande (Warlomont). Donc, *pour la vaccination en grand* il ne présente que des désavantages.

Une autre méthode, est celle de la *vaccination animale de veau à bras.*

Celle-ci a le premier tort de s'adresser exclusivement à la *lymphe* dans laquelle le principe actif est à peine représenté.

On sait que « le principe actif est contenu dans la partie solide de la pustule » (Chauveau, d'Espine, Cornil et Babès, etc.). Donc le vaccin employé par cette méthode est menacé d'une atténuation certaine et rapide. Pour combattre à temps cette atténuation il est nécessaire d'inoculer une génisse tous les *cinq jours*, bien même qu'aucune demande de vaccination ne serait faite par le public.

La seule nécessité de conserver la source du vaccin, impose la vaccination ininterrompue d'une génisse tous les cinq jours. C'est donc une cause de dépenses non justifiées.

Les séances de vaccinations sont intermittentes, irrégulières; la culture étant à la merci du moindre accident, si elle échoue, le public est forcé d'attendre qu'un nouveau vaccinifère soit préparé; au cours d'une épidémie, c'est une situation fâcheuse et dangereuse. Des avis doivent être publiés dans les journaux pour apprendre aux populations le jour et l'heure de la précieuse séance; si le vaccinifère se dérobe au quatrième jour, nouvelles annonces d'ajournement et de reprise des opérations.

S'il s'agit d'agglomérations (écoles, asiles, hôpitaux) qui ne peuvent ou ne veulent se transporter à l'étable de l'Institut, c'est la génisse qui est obligée de se rendre à domicile au prix de difficultés pratiques, de dépenses et d'incidents plus ou moins agréables qu'on devine! Les complications ne s'arrêtent pas là.

En effet, le défaut le plus grave, le véritable vice rédhibitoire de cette méthode, c'est de réduire un service public au rôle de service vaccinateur, de ne pas être un centre de production et de distribution du vaccin, de manquer ainsi au premier et au plus important de ses devoirs, de ne pouvoir délivrer au dehors que quelques rares tubes d'une lymphe réduite en quantité et en qualité, de rendre difficiles les vaccinations à domicile, en un mot, par la force des choses, de centraliser et de monopoliser entre quelques mains les vaccinations de toute une région.

Il faut entendre, il faut lire dans les comptes rendus d'une société médicale, les doléances publiquement formulées dans ce sens et restées sans réponse.

La lymphe, il faut le répéter, s'atténue promptement. C'est démontré scientifiquement et pratiquement.

Au bout de 8 à 10 jours (l'expérience a été faite partout et répétée ici) le cowpox en tubes est devenu inerte; demander à un Institut de la lymphe c'est, comme on l'a dit, « s'exposer à recevoir de l'eau claire. »

D'autre part le médecin qui, à tous risques, et faute de mieux dans sa région, veut recourir à cette source, avec l'espoir de devancer l'atténuation, doit passer par un certain nombre de tribulations. Il est obligé de parcourir attentivement les journaux pour connaître le jour et le moment de la cueillette; à l'heure dite il doit tout quitter pour aller quérir quelques tubes. Si les demandes affluent, si quelques praticiens ont une agglomération nombreuse à vacciner, cette affluence n'ayant pu être prévue, chaque médecin ne pourra obtenir qu'une quantité insuffisante de vaccin; il devra attendre cinq ou dix jours pour continuer ses opérations, ou pour les recommencer en cas d'insuccès. On prévoit les conséquences de cet état de choses : médecins de la ville et du dehors arrivent rapidement à la lassitude; ils finiront par se désintéresser de la vaccine pour en laisser tout le soin aux Instituts; c'est ainsi qu'on pourra voir un service public placé au centre d'une grande agglomération, se prévaloir avec une fierté sincère de *22 demandes écrites* qui lui auront été adressées dans le courant d'une année!

Ce résultat qui peut être favorable à quelques intérêts privés, ne saurait être l'objectif d'un service public. Il serait l'obstacle le plus puissant à la diffusion de la vaccine.

La portée de ces objections a été d'ailleurs comprise et on a cherché à l'atténuer. On a affirmé qu'une épidémie de variole ne fond pas comme la foudre sur une région et qu'elle s'annonce; que dans les petites localités on pourrait, chaque trimestre, ou en cas d'invasion variolique menaçante, se contenter de préparer les génisses nécessaires, que tout médecin de campagne, dans la plus humble bourgade pourrait préparer cette génisse! Il serait peut-être intéressant de connaître l'opinion des médecins de campagne sur ce que cette idée présente de pratique, et il serait facile de prévoir leur réponse. D'ailleurs, outre là complexité de toute cette organisation, croire que la culture du cowpox par un médecin, qui n'y est pas préparé, est chose simple et facile, est une illusion complète, comme l'a reconnu un partisan lui-même de la méthode en question.

Le manuel opératoire n'est rien ou presque rien, et cependant il réclame une certaine habitude; le choix du vaccinifère, les soins à lui donner, l'application rigoureuse de l'asepsie, la constatation de l'état de maturité ou de la purulence de la pustule, tout cela est moins simple qu'on ne le suppose. Pour s'en convaincre, il faut avoir vu les échecs successifs qui ont marqué les débuts ou les tentatives d'hommes du métier et de médecins très instruits. Ici comme en toutes choses pratiques, il y a une technique, et cette technique, si simple qu'elle soit, ne s'improvise pas, il faut l'acquérir. Non, le médecin ne pourra pas ou ne voudra pas s'improviser vaccinateur de génisses; à la première tentative infructueuse il y renoncera. Il trouvera toujours plus pratique, plus commode et plus prudent de demander son vaccin à un Institut vaccinal. Donc, le premier devoir d'un service public sera toujours d'être abondamment pourvu. Seul, l'emploi des conserves vaccinales lui permet de remplir cette condition.

Une autre question se pose maintenant. Le vaccin *conservé* suivant toutes les règles, présente des avantages incontestables; il a rendu et est appelé à rendre de grands services; mais ne présente-il aucun inconvénient? N'est-il pas responsable à quelque dégré des accidents qu'on a voulu lui attribuer? En d'autres termes, depuis qu'il est employé, le chapitre des complications de la vaccine s'est-il augmenté de nouveaux accidents ? Ou bien les accidents se sont-ils multipliés? Là est toute la question.

Les principales affections qui ont été décrites à titre de simples additions morbides ou de véritables complications vaccinales sont les suivantes : vaccine généralisée ou fièvre éruptive vaccinale ; pullulations secondaires par auto-inoculation ou par migration ; toute la série des dermatoses vulgaires suscitées ou rappelées par la vaccination : rash érythémateux, morbilliforme, scarlatiniforme, papuleux, ortié ; éruption eczémateuse, impétigineuse, ecthymateuse ; miliaire, pemphigus, purpura (vaccine ecchymotique pétéchiale, etc.) ; érysipèle, lymphangites, adénites ; enfin accidents généraux septicémiques.

Les principaux cas de *vaccine généralisée* de Weter, Trousseau, Cerise, Mognier, Dumont-Pallier, Damaschino, Etienne Bouley, Dardignac, Dauchez, etc., ont tous été observés bien avant l'emploi des conserves vaccinales, le plus souvent à la suite de l'inoculation du vaccin jennérien.

Pour les pullulations secondaires, il en est de même. Il est d'ailleurs évident que l'auto-inoculation peut donner les mêmes suites avec toute espèce de vaccin. On sait, d'autre part, quel rôle jouent les dermatoses antérieures sur le développement des vaccinides généralisées. Le cas bien connu de Guéniot est remarquable. L'enfant était porteur d'un eczéma généralisé ; avec un tube de vaccin vieux d'une année, Guéniot échoue; il opère alors *de bras à bras ;* il a une éruption vaccinale, d'abord limitée aux points inoculés, puis généralisée et confluente. Le vaccin *humain conservé* a été inerte ; à l'état frais il a été la cause d'une pullulation vaccinale.

Les *rash* ont été étudiés par Bousquet, Hervieux, Trousseau; l'*erythème exsudatif* par Behreng, Widal ; la forme *ortiée* par Steiner ; les eczémas, les impétigos, l'ecthyma, les miliaires, le pemphigus ont eu pour historiens : Steiner, Hébra, Kaposi, Carré, Duhring, etc. Le rapport de Dumont-Pallier à l'Académie est de 1875 ; Grégory a décrit la vaccine ecchymotique ; Burlureaux a observé un cas de vaccine hémorragique mortelle.

Tous ces auteurs, sans exception, ont écrit leurs mémoires, relaté leurs observations alors que les conserves vaccinales n'existaient pas ; aucun de leurs sujets n'a pu être inoculé avec ces préparations prétendues dangereuses.

L'*érysipèle* est un des principaux accidents septiques que les pulpes conservées auraient dû provoquer, si elles étaient dangereuses. Larrey, en 1858, a retracé l'histoire d'une véritable *épidémie* d'érysipèles consécutifs à la vaccination, survenus à Toulouse, chez des artilleurs. L'histoire ne nous dit pas que le célèbre chirurgien ait employé la *pulpe*, ou en ait mentionné l'emploi. D'après Pfeiffer, le nombre des cas d'érysipèle aurait augmenté en Allemagne depuis que la vaccination est obligatoire, il n'a jamais dit : depuis qu'elle se fait avec des conserves ; il donne comme causes : les vaccinations en masse faites pendant les chaleurs d'été dans des locaux malpropres, et probablement avec des lancettes *malpropres*. Il est curieux, entre parenthèse, que ce dernier élément n'entre jamais en ligne de compte ; on accuse fréquemment le terrain, quelques-uns incriminent le vaccin, personne ne fait intervenir la malpropreté d'instruments qu'on devait rarement désinfecter. Dans d'autres cas, on a pu démontrer que l'érysipèle régnait épidémiquement au moment de la vaccination. Tel a été le cas, à Gloucester, dans l'Amérique du Nord, en 1852, où Garlaud signala onze cas, dont deux mortels. Ainsi « il faut expliquer la fréquence de l'érysipèle vaccinal dans les asiles d'enfants et les crèches, signalé à Vienne, à Moscou, à Saint-Pétersbourg ; les enfants qui ne sont *pas vaccinés* y sont *d'ailleurs tout aussi sujets* » (D'Espine. Dictionnaire de Jaccoud).

Riésel, à Halle, en 1880, observe l'érysipèle sur l'enfant vacciné et sur le *vaccinifère*.

Dans tous ces cas, et ce ne sont que les plus saillants, où est l'intervention du vaccin conservé ? A s'en tenir aux observations faites ici sur plus de 200,000 cas, ne serait-on pas en droit de déclarer plutôt que depuis l'emploi des conserves, l'érysipèle a disparu ?

De même pour les accidents généraux septicémiques proprement dits. Voici, par exemple, le cas de Grabnick, cité par Loth : « Sur 90 enfants vaccinés le 19 juin 1879 ; 18 présentèrent un cours régulier et 58 des suites anormales, il *y eut 15 décès*. Les symptômes variaient : éruptions vaccinales avec légère tuméfaction des ganglions voisins ; ulcération étendue du tissu sous-cutané et des ganglious, érysipèle plus ou moins étendu. La *lymphe avait été fournie en partie par un enfant scrofuleux.*

Le fameux désastre de San Quirico-d'Orcia, n'est pas plus concluant contre les conserves, quoi qu'on en ait dit. Trente-huit enfants, âgés de moins de 20 mois, eurent des accidents septicé-miques graves ; un succomba. Les pustules prises sur une génisse au moment de l'inoculation « *exhalaient une odeur de moisi, due évidemment à la putrefaction* ». (D'Espine).

Les partisans des conserves n'ont jamais admis la vaccination avec des substances putrides ! Qui dit vaccin conservé dit précisé-ment le contraire de vaccin *putréfié ;* dans les cas de San-Quirico aucune mesure de conservation, aucune précaution n'avait été prise ; il faut simplement... plaindre le malheureux praticien qui fut assez... distrait pour se servir d'un vaccin dont la putréfaction sautait au nez.

Plus récemment, des *épidémies* d'impétigos bénins ont été observées en Prusse ; un relation très récente de ces faits porte le titre d'*accidents vaccinaux !* L'auteur n'a pas vu la contradiction qui éclate entre ces deux titres : accidents vaccinaux et épidémies ! il a, d'ailleurs, le soin, dans son traité, de développer et de con-firmer cette contradiction.

Après une enquête minutieuse, on arriva à cette conclusion : que l'affection « *a paru coïncider* avec la vaccination ». Celle-ci, d'ailleurs, avait été faite avec du vaccin humain. Dans une loca-lité atteinte par l'épidémie, l'origine vaccinale resta « *douteuse* » ; on dit seulement que, dans une des familles atteintes, deux enfants avaient été vaccinés *antérieurement !* C'est peu concluant ! Sur un autre point, on observe une épidémie *généralisée* d'impétigo *contagieux* ; l'enquête déclare qu'il *n'est pas probable* que l'affec-tion était due aux vaccinations. On voit que le titre : *accidents vaccinaux,* est de moins en moins justifié. A Eichewald, une éruption paraît coïncider avec les vaccinations ; celles-ci ont été pratiquées avec une lymphe retirée séance tenante des pustules d'un *enfant parfaitement* sain. Dans l'arrondissement d'Eider-stedt, même suite d'accidents après des vaccinations faites avec du *vaccin humain !*

Plus tard, des cas d'impétigos contagieux sont observés à la suite d'inoculations faites (enfin) avec du vaccin conservé. Cette fois on tient le coupable, et vite on conclut que c'est lui qui est cause de tout le mal ! En réalité et en résumé, dans toute une série de cas, sinon dans tous, l'origine vaccinale n'est pas démontrée. Dans quelques autres, on croit pouvoir l'affirmer ; on ne se demande pas comment une éruption inoculée à un sujet devient ensuite une fièvre éruptive contagieuse. Cette petite fantaisie clinique semble toute naturelle.

Puis, dans une troisième série, la moins nombreuse, on a des éruptions semblables après l'emploi du vaccin conservé. Il semble que si quelques déductions devaient être tirées de tous ces faits aussi disparates et aussi peu concluants que possible, ce seraient les suivantes :

L'impétigo contagieux, comme son nom l'indique, est une affection qui se développe par la contagion ; cette contagion, on le sait depuis longtemps, peut s'exercer dans toutes sortes de circonstances. Peut-être, dans quelques cas, les vaccinations ont joué le rôle de causes occasionnelles ; c'est chose encore à démontrer ; la nature du vaccin *n'est pour rien* dans l'évolution de ces accidents.

Un autre document mérite d'être consulté : c'est la thèse inaugurale de Dauchez (Paris, 1883). L'auteur a réuni 52 observations d'éruptions vaccinales diverses se rapportant à tous les types précédemment énumérés. Sait-on combien des cinquante-deux vaccinés avaient été inoculés avec du vaccin de conserve ? *Un seul !* Les sujets des observations 10, 15, 17, 18, 20, 33, 34, 36, 46, avaient été *vaccinés de veau à bras*, les autres de bras à bras. Si on voulait déduire une conclusion, on pourrait déclarer que ces faits constituent l'objection la plus sérieuse contre le *système de vaccination de génisse à bras*. Mais ce n'est pas ainsi qu'on doit raisonner, et on verra qu'il y a là une autre influence que celle de l'inoculation vaccinale.

Donc le rôle nuisible des conserves vaccinales n'est pas démontré. Aucun des faits invoqués contre elles ne résiste à l'examen et à la discussion. Cela est si vrai que c'est au pays même où on prétend que la méthode s'est sérieusement compromise, qu'elle s'est le plus rapidement généralisée.

Les Belges, les Allemands « ces gens si pratiques » emploient les conserves comme des préparations de choix. Qu'on lise, à ce sujet, les documents annexés au rapport présenté l'année dernière par le Dr Levraud au Conseil municipal de Paris, on sera pleinement édifié sur ce qui se passe ailleurs.

« On ne vaccine plus en Belgique de génisse à bras... La « pulpe est la seule préparation demandée actuellement par le « corps médical qui en a reconnu toute l'efficacité. » (Lettre du Dr Janssen. Bureau d'hygiène de Bruxelles, 1888).

« Raclage des pustules... trituration avec la glycérine... d'où « émulsion fine... qui conserve toute son efficacité pendant plu- « sieurs mois. » (Widenmann, de Stuttgard.)

« La Bavière, la Prusse, la Hesse, Bade, la Saxe ont créé un « institut vaccinal central. » (Idem.)

« On ne vaccine plus en Allemagne de génisse à bras, mais « toujours par le vaccin conservé... Les vaccinations ne man- « quent presque jamais. » (Dr Pissin-Berlin, février 1888).

« La matière vaccinale doit être conservée : (a) rapidement « séchée sous la forme d'une fine poudre ou (b) après avoir été « soigneusement pilée dans un mortier avec de la glycérine « pure. » (Extrait d'une brochure éditée à Berlin chez Julius Springer, 1888, par l'office impérial de santé.)

« Le vaccin ne doit pas être expédié avant que les animaux « qui l'ont fourni n'aient été sacrifiés et examinés...

« On ne doit pas utiliser la lymphe fraîche, mais conservée « sous forme... de poudre de Reissler ou... d'extrait glycériné « de Pissin » (Idem)

Comme on le voit, les praticiens belges et allemands qui s'oc- cupent de la vaccination avec une compétence incontestable, sont unanimes à considérer les conserves vaccinales comme des pro- duits recommandables par excellence et à considérer la lymphe comme un pis-aller. La pulpe glycérinée préconisée ici, est employée en Allemagne, en Belgique, en Hollande avec de grands avantages. Il faut croire que les dangers qui lui sont attribués leur ont paru tout à fait imaginaires.

A Lyon, le service municipal, après cinq années de fonctionne- ment et plus de 200,000 vaccinations faites avec sa pulpe gly- cérinée, en est encore à attendre l'apparition des fameux acci- dents. L'évolution du cowpox provoque assez souvent autour des pustules une inflammation assez intense, avec rougeur vive et légère tuméfaction; mais tout se borne là; l'inflammation tombe d'elle-même vers le 12e jour, sans aucune intervention.

Quelques roséoles discrètes ont été observées, jamais de vaccinides proprement dites. Nous tenons du regretté professeur Perroud, médecin des enfants, que dans sa longue pratique il n'en a jamais observé.

En présence de ces vaccines généralisées, se développant le plus souvent au cours des épidémies de variole, affectant la face, donnant une éruption semblable à celle de la variole, s'accompagnant de fièvre et de symptômes généraux, le diagnostic reste toujours délicat et laisse quelques doutes.

Deux ou trois cas de vaccine pétéchiale; deux cas d'éruption secondaire par auto-inoculation, telles sont les anomalies observées par le service.

Donc, de toutes les observations faites ici et ailleurs, se dégage le même enseignement : le vaccin conservé n'expose à aucune espèce de danger. Il n'est ni plus ni moins nuisible que les autres vaccins. Ce n'est donc pas dans l'emploi de telle ou telle méthode qu'il faut chercher la raison de tous les incidents qu'on a trop facilement qualifiés d'accidents vaccinaux. Il y a là, comme on l'a proclamé partout, une question de terrain, de la part des vaccinifères quelquefois, de la part du vacciné le plus souvent.

Le vaccinifère, que ce soit un enfant ou une génisse, doit évidemment être choisi. S'il est porteur d'une affection contagieuse et surtout d'une affection transmissible par inoculation, nul doute que le vacciné pourra contracter cette même maladie. C'est pourquoi un accident provenant du choix d'un vaccinifère malade ne prouve rien contre le vaccin, c'est la vaccination qu'il faut accuser.

Des faits de ce genre démontrent une fois de plus qu'un praticien quelconque ne peut pas *ex-abrupto* se livrer à la vaccination animale. Il lui manque pour cela des connaissances cliniques qui ne s'improvisent pas plus que la technique.

Question de terrain surtout de la part du vacciné. De temps immémorial on sait que tout eczémateux, tout porteur d'impétigo qu'on l'appelle un herpétique, un arthritique, un dartreux ou un scrofuleux, peut à propos de tout et à propos de rien, voir son éruption s'aggraver, devenir confluente, se généraliser ou se compliquer d'une dermatose nouvelle. La vaccination n'est qu'un des nombreux accidents susceptibles de donner l'impulsion.

Enfin, en ce qui concerne les éruptions vaccinales proprement dites, il faut se rappeler les expériences bien connues de Chauveau réalisant par différents procédés expérimentaux, la vaccine généralisée *avec ou sans* éruption locale primitive. La nature de ce travail ne comporte pas une relation détaillée de ces recherches qui, d'ailleurs, sont aujourd'hui du domaine classique.

Le moment est venu de conclure. L'idée directrice qui a inspiré ce rapport est une idée essentiellement pratique. En préconisant énergiquement au nom d'un service public le système le mieux organisé pour la diffusion et la vulgarisation de la vaccine, cette idée a pour elle le grand avantage d'être défendue en dehors et même à l'encontre de toute considération d'intérêt privé. Elle s'appuie, d'autre part, on en conviendra, sur un ensemble assez imposant de preuves théoriques et pratiques. Ainsi s'explique le nombre de partisans qu'elle a rapidement groupés autour d'elle. Une énumération assez complète en a été donnée plus haut. Les appréciations de quelques-uns ont été reproduites.

De récentes adhésions, formulées après une enquête complète, avec tous les documents en mains, méritent d'être citées ici, en raison de l'autorité et de la netteté de leurs affirmations. Elles fourniront à ce travail la meilleure des conclusions :

« Si l'on s'en rapporte, écrit Dujardin-Baumetz, à des expé-
« riences fort précises entreprises à Bruxelles, en 1884, par
« l'inspecteur du service de santé de l'armée sur le vaccin animal
« conservé ou vivant, l'avantage resterait toujours au vaccin
« conservé... Si l'on ajoute que les vaccinations faites avec le
« vaccin animal vivant exigent trois fois plus de temps que celles
« faites avec le vaccin conservé, et que surtout cette conservation
« du vaccin permet d'en fournir de grandes quantités à de gran-
« des distances, on comprend que le nombre des partisans du
« vaccin animal conservé devienne de jour en jour plus considé-
« rable, et il arrivera peut-être un jour où il suffira d'un seul
« établissement vaccinal en France pour envoyer sur tous les
« points du territoire en suffisante quantité du vaccin conservé. »

(Dujardin-Baumetz. Revue générale sur la vaccination, *in Journal de thérapeutique*, n° du 15 mai 1889).

Quelques mois auparavant, dans son rapport au nom de la Commission technique instituée par l'Assistance publique, pour l'élaboration d'un projet de création d'un Institut vaccinal à Paris (Commission composée de MM. Vaillant, Chautemps, Levraud, Brouardel, Proust, Dubrisay, Risler, Du Mesnil, Lépine, Chauveau, Nocard, Vaillart), M. Levraud écrivait ce qui suit :

« Chez le veau, la lymphe est pauvre en éléments virulents et « d'une conservation difficile. Il en est tout autrement de la pulpe « glycérinée... Les résultats sont de tous points excellents...

« La Commission technique a reconnu comme excellent le « système adopté par la ville de Lyon, qui est, du reste, très « analogue à celui mis en pratique par les instituts vaccinogènes « de l'étranger, et en a *adopté le principe pour l'appliquer à la* » *ville de Paris.* »

La valeur de ces deux témoignages nous dispense d'insister.

SITUATION ÉCONOMIQUE DU SERVICE

de 1883 à 1888

ANNÉES	NOMBRE de vaccini-fères employés	CRÉDITS inscrits au budget.		CRÉDITS Totaux	DÉPENSES constatées.		DÉPENSES totales.	OBSERVATIONS
		Personnel	Dépenses diverses.		Personnel	Dépenses diverses.		
1883	27 (1)	5165	2060	7225	3625	1,343 55	4.608 55	(1) Dont 2 sont morts non utili-sés.
1884	42 (2)	5165	2060	7225	4648	1.140 23	4.788 23	(2) Dont 5 non utilisés.
1885	21 (3)	5165	2060	7225	3360	840 40	4.200 40	(3) Dont 1 n'a pas donné de vaccin.
1886	27 (4)	5165	2060	7225	3360	1.362 43	4.722 43	(4) Dont 2 non utilisés.
1887	21 (5)	5165	2060	7225	3360	593 96	3.953 96	(5) Dont 2 non utilisés.
1888	19 (6)	5165	2060	7225	3360	619 20	3.979 29	(6) Tous ont servi; pas d'in-succès complet.